BEI GRIN MACHT SICH IHR WISSEN BEZAHLT

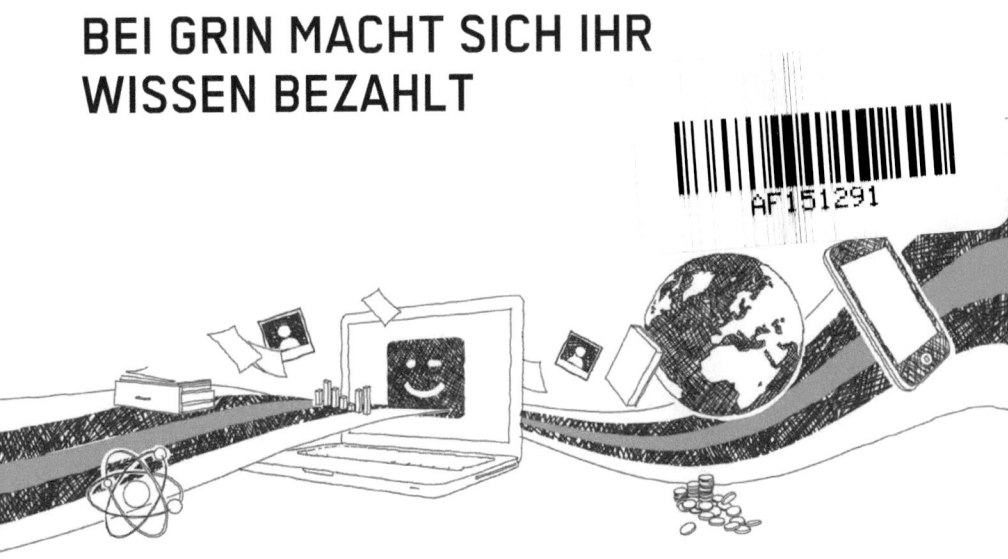

- Wir veröffentlichen Ihre Hausarbeit, Bachelor- und Masterarbeit

- Ihr eigenes eBook und Buch - weltweit in allen wichtigen Shops

- Verdienen Sie an jedem Verkauf

Jetzt bei www.GRIN.com hochladen und kostenlos publizieren

GRIN

Bibliografische Information der Deutschen Nationalbibliothek:

Die Deutsche Bibliothek verzeichnet diese Publikation in der Deutschen National-
bibliografie; detaillierte bibliografische Daten sind im Internet über http://dnb.d-
nb.de/ abrufbar.

Impressum:

Copyright © 2011 GRIN Verlag
Druck und Bindung: Books on Demand GmbH, Norderstedt Germany
ISBN: 9783656217954

Dieses Buch bei GRIN:

https://www.grin.com/document/195704

Germraj Nagendearajah

Die Betriebliche Suchtkrankenhilfe unter Public Health relevanten Gesichtspunkten

GRIN Verlag

GRIN - Your knowledge has value

Der GRIN Verlag publiziert seit 1998 wissenschaftliche Arbeiten von Studenten, Hochschullehrern und anderen Akademikern als eBook und gedrucktes Buch. Die Verlagswebsite www.grin.com ist die ideale Plattform zur Veröffentlichung von Hausarbeiten, Abschlussarbeiten, wissenschaftlichen Aufsätzen, Dissertationen und Fachbüchern.

Besuchen Sie uns im Internet:

http://www.grin.com/

http://www.facebook.com/grincom

http://www.twitter.com/grin_com

Die Betriebliche Suchtkrankenhilfe unter Public Health relevanten Gesichtspunkten

1. Einleitung

Badura et al. (2010, S. 11) sehen „Gemeinsinn, Solidarität und moralisches Bewusstsein" als „Kern sozialen Zusammenhalts". Denn dies lässt nach ihrer Überzeugung weder „staatlich anordnen noch am Markt erwerben"(Badura et al., S. 11). Zusätzlich warnen sie (Badura et al., S. 11) vor der in dem aktuellem Zeitgeist steckenden Profitgier und deren Konsequenzen wie Vernichtung von Sozialkapital und die Infragestellung von den eigenen Handlungsgrundlagen. In diesem Kontext eingebettet, erscheint es nicht besonders überraschend, dass der Beschäftigte heutzutage mehr potentiellen gesundheitlichen Risikofaktoren ausgesetzt ist.

Enderle und Seidel (2004, S. 171) haben den Eindruck, dass „die betriebliche Suchtkrankenhilfe einen besonderen Stellenwert und besondere Möglichkeiten" anbieten, da aus ihrer Perspektive Suchtkranke in der Regel „erst in einer späten Phase der Erkrankung Leidensdruck" empfinden.

Die Belegschaft und das Unternehmen lassen sich als eine Art symbiotischer Beziehung beschreiben. Auf der einen Seite beschäftigen Betriebe Mitarbeiter beispielsweise um Produkte herzustellen oder Dienstleistungen anzubieten. Auf der anderen Seite ist der Beschäftigte interessiert, durch seine Arbeitskraft und den dadurch erworbenen Lohn, seine Existenz zu sichern.

Deutschland ist eine Hochleistungsgesellschaft, dies verdankt sie nicht zuletzt ihrer Stellung als Industrienation. Aus dieser Annahme resultieren starke Beanspruchungen für Arbeiter nahezu aller Branchen. Daher ist es mehr als essentiell die Ressourcen der Beschäftigten zu fördern bzw. die Mitarbeiter zu befähigen mehr Verantwortung, insbesondere über ihre Gesundheit, zu übernehmen.

Die vorliegende Hausarbeit beschäftigt sich mit Suchterkrankungen in Betrieben und es stellt sich die Frage, welche Determinanten maßgeblich das Auftreten von Suchterkrankungen in Betrieben bestimmen. Welche Anzeichen, Faktoren sind in ätiologischer Fragestellung zu berücksichtigen? Welche Interventionsmöglichkeiten sind gegeben? Dabei wird das Augenmerk auf stoffgebundene Süchte begrenzt.

Zunächst werde ich mit einer Definition zum Begriff „Sucht" beginnen, daraufhin die Ursachen und Hintergründe von Suchtmittelmissbrauch und -abhängigkeiten in Betrieben untersuchen. Darauf aufbauend beschäftige ich mich mit den Verhaltensweisen Suchtmittelabhängiger in ihrem Arbeitsalltag und werde betrieblichen Konsequenzen sich daraus ergeben können. Danach werde ich die daraus resultierenden Konsequenzen für den Betrieb analysieren. Das vorletzte Kapitel beschäftigt sich mit innerbetrieblichen Maßnahmen und Vorgehensweisen gegen Suchterkrankungen. Schlussendlich werden die Schlussfolgerungen der Hausarbeit im Fazit zusammengefasst.

Von ökonomischer Seite wird das Suchtproblem am Arbeitsplatz folgend thematisiert: Gostomzyk (2006, S. 27) sieht die anfänglichen Ursachen der Alkohol- und Suchtprävention in Betrieben seit den 1970er Jahren in „expandierende(n) Produktionskosten" und „betrieblichen Rentabilitätsüberlegungen".

Diese eher wirtschaftlich motivierte Aufmerksamkeit wird dann aber verstärkt als soziales Phänomen in den Blick genommen. So betont Blum (2002, S. 337), dass „Sucht im Betrieb nicht als isoliertes Problem von einzelnen Mitarbeitern zu betrachten ist. Vielmehr zeichnet sich die Sucht als „Wechselspiel zwischen Person, Droge und Umwelt" ab (Blum, 2002, S. 337; Heinze, 2006, S. 168). So nimmt der Betrieb, als ein „wichtiger Teil der Umwelt der MitarbeiterInnen" und „als Spiegelbild der Gesellschaft" eine entscheidende Rolle für die „Entstehung als auch für die Aufrechterhaltung von Sucht" ein (Blum, 2002, S. 337; Köhler, 2006, S. 8).

Diese Sonderrolle, die der Betrieb im Suchtkontext darstellt, erkennt auch Gensel (2005, S. 24): Während Freunde gemieden werden können, Familie und Partner verlassen werden können und sogar der Arzt gewechselt werden kann, um möglichen Drogenkonsum zu vertuschen und der sozialen Wahrnehmung zu entgehen, kann bei nicht zufrieden stellender Arbeit im Betrieb dem Betroffenen der direkte „soziale und berufliche Abstieg" drohen.

Aufgrund der allgemeinen Fürsorgepflicht des Unternehmens seinen Arbeitnehmern gegenüber sowie der Verpflichtung „zur Minimierung von Sicherheitsrisiken" liegt es in der Verantwortung des Arbeitgebers Präventionsinterventionen durchzusetzen (Gostomzyk, 2006, S. 28).

Ferner unterstreicht Gensel (2005, S. 25), dass bei Führungskräften aus mehreren Gründen ein Eingreifen bei Suchtbetroffenen erforderlich ist. Gensel (2005, S. 25) führt Aspekte auf wie die „Fürsorgepflicht gegenüber ihren Mitarbeitern", Verantwortung gegenüber Personal, Organisation, Aufsichtsrat und dem Unternehmen selbst. Zusätzlich kann sich der Vorgesetzte durch „nachweisbares Handeln" juristisch absichern.

2. Begriffsbestimmung Sucht

Wie zu anderen Begrifflichkeiten auch, gibt es bei der Definition von Sucht verschiedene inhaltliche Auffassungen. Hildebrandt (2007, S. 12) zeigt auf, dass das Definieren sogar „ein weites Spektrum an kontroversen und divergierenden Antwortmöglichkeiten" zulässt. Er (2007, S. 12) greift das Beispiel eines Alkoholikers auf, welcher seiner Ansicht nach seinen Alkoholkonsum über den des Hausarztes stellen müsste um als solcher zu gelten. Zudem vertritt Hildebrandt (2007, S. 12) den Gesichtspunkt, dass der Begriff „Sucht", mit sehr vielen unterschiedlichen Bedeutungen" untermauert ist.

Da diese Hausarbeit unter Public Health relevanten Gesichtspunkten erfasst werden soll, wird zuerst die WHO-Definition aufgeführt.

Der Begriff Sucht wurde 1952 von der Weltgesundheitsorganisation als „ein Stadium chronischer oder periodischer Intoxikation durch die wiederholte Einnahme einer natürlichen oder synthetischen Droge" definiert (Gesundheitsberichterstattung des Bundes, 2009).

Diese Definition umfasst:

- das hochgradige Verlangen oder das Bedürfnis, die Droge immer wieder zu konsumiren und sich die Droge unter allen Umständen zu beschaffen (Krystal & Raskin, 1983, S. 13f.).
- die psychische und/oder eine physische Abhängigkeit von den Wirkungen der Droge (Krytsal & Raskin, 1983, S. 13f.; Kazin & Wittmann, 2006, S. 63).
- eine Veränderung des Verhaltens mit einer potentiellen Persönlichkeitsveränderung des Süchtigen als Konsequenz und eine

obliterierende Auswirkung auf die Person und die Gesellschaft (Kazin & Wittmann, 2006, S. 63; Nedopil, 2007, S. 113).

- kumulative Drogentoleranz (drug habituation): Immer höhere Dosen der Droge sind zur Erzielung der beabsichtigten Wirkung obligat (Krystal & Raskin, 1983, S. 13f.; Algeier-Föll & Schmidt, 2003, S. 1).
- Entzugssymptome wie „Schweißausbrüche, Erbrechen und Muskelzittern bzw. -schmerzen" bei Abstinenz oder Nichtverfügbarkeit der Droge (Täschner, 1983, S. 23; Gann et. al., 2004, S. 390; Heinze, 2006, S. 168).

Im Jahre 1964 nahm die WHO eine neue Begriffsbestimmung vor und substituierte den Begriff Sucht durch Abhängigkeit. Von der Abhängigkeit wurde nochmals zweigliedrig in psychische und physische Abhängigkeit unterschieden (Schlaflitzel, 1999, S. 1). Durch die Einnahme von Substanzen, die psychotrop im zentralen Nervensystem wirken, versucht der Abhängige eine euphorische Wirkung hervorzurufen (Bönisch et. al., 2006, S. 344).

Kellermann et al. (2008, S. 12), Heinze (2006, S. 168) und Hassler (2008, S. 4) bezeichnen die Sucht für denjenigen Zustand der Drogenabhängigkeit, die „das ununterdrückbare Verlangen nach der Droge" vom Konsumenten einfordert. Hassler (2008, S. 4) vermutet, dass so „entweder ein Gefühl des Wohlbefindens erreicht oder Missempfindungen ausgeschaltet werden" soll.

Schließlich leitet Hildebrandt (2007, S. 12) her, dass der Suchtbegriff „seit je her enger oder weiter gefasst worden ist und zwischen körperlicher Krankheit und abweichendem Verhalten oszilliert".

2.1 Ursachen und Hintergründe von Suchtmittelmissbrauch und -abhängigkeiten im Betrieb

Die hessische Landesstelle für Suchtfragen (HLS) leitet verschiedene Gründe und Faktoren für die Sucht in Betrieben ab. Zunächst behauptet die HLS (2006), dass „jahrelanger Suchtmittelmissbrauch (...) in der Regel zu Abhängigkeit führt". Dabei pointiert die HLS (2006), dass eine generelle „Vorhersage,wer abhängig wird, (...) nicht möglich" ist. Heinze (2006, S. 168) berichtet, dass „mit einer Zunahme der gesellschaftlichen Probleme (…) auch ein gesteigerter Suchtkonsum zu beobachten" ist.

Vorab ist die Verfügbarkeit des Suchtmittels ein wesentlicher Parameter zur Ausprägung einer Sucht. Verschiedentlich (Thiel, 1999, S. 218; Renn, 2000, S. 180; HLS, 2006) wird vor der suchtfördernden Griffnähe von Suchtmitteln, insbesondere im Betrieb, gewarnt Durch den täglichen beruflichen Kontakt zu den Mitarbeitern entstehen mehrere Suchtgefährdungspotentiale, da durch „Sachverhalte der bestimmten Gruppendynamik" sich ein Trinkzwang entwickeln kann (Renn, 2000, S. 173). Im Speziellen trifft dies auf Branchen mit beruflichen Trinktraditionen wie z.b. in Bauberufen zu (Renn, 200, S. 174).

Die HLS (2006) gibt bekannt, dass die euphorisierenden Wirkungen von Suchtmitteln „Sorgen vergessen (lassen), beseitigen Hemmungen und Ängste, stärken die Arbeitsfähigkeit und Leistung in der Anfangsphase und fördern scheinbar die allgemeine Lebensqualität und den sozialen Kontakt, bis eine Umkehrwirkung einsetzt." Es könnte möglicherweise dazu kommen, dass nicht nur Suchtmittel in der Belegschaft veräußert werden könnten, sondern auch der Konsum selbst auf der Arbeitsstelle vollzogen wird (vgl. Thiel, 1999, S. 218; vgl. HLS, 2006). Blum (2002, S. 337) weist daraufhin, dass Alkohol sogar in betrieblichen Verkaufsstellen erwerbbar ist.

Thiel (1999, S. 218) ist davon überzeugt, dass Arbeitstätigkeitsmerkmale das Konsumrisiko erhöhen kann. Es ist ihrer Meinung (Thiel, 1999, S. 218) nach zu erwarten, dass „schlechte ergonomische Arbeitsbedingungen" phsikalischer Art wie Staub, ungünstige Temperaturen, ungenügende Helligkeit oder Lärm sich suchtmittelkonsumverstärkend auswirken. Bei physisch belastenden Arbeitsformen wie z.B. „Akkordarbeit", „hoher Arbeitsanfall" und allen „monoton-repetitiv bewerteten Arbeitstätigkeiten mit hohem Zeitdruck" steigt das Risiko von erhöhtem Betäubungsmittelkonsum (Thiel, 1999, S. 218; Renn, 2000, S. 174). Thiel (1999, S. 218) bekräftigt, dass „qualitative Unterforderungen mit der Folge von Unzufriedenheit und Spannung" sowie „mangelnde soziale Anerkennung" angesichts fehlender oder ungenügender „Kooperations- und Kommunikationsbeziehungen am Arbeitsplatz" als ein Risikofaktor für Rauschmittelkonsum kategorisiert werden kann.

„Unklare Entscheidungsstrukturen, mangelnde Transparenz der Ablauforganisation" und „ungeklärte Loyalitätskonflikte" können beim Mitarbeiter „Enttäuschungen" und „Ängste" hervorrufen (Blum, 2002, S. 337). Blum (2002, S. 337) bestätigt, dass Suchtmittelkonsum in solchen Situationen als eine Option erscheint, „diese Belastungen zu bewältigen", gerade wenn „schlechte Bewältigungsbedingungen im Betrieb" vorzufinden sind (Thiel, 1999, S. 218).

Auch mangelnde Unterstützung seitens der Vorgesetzten kann einen missbräuchlichen Suchtmitttelkonsum begünstigen (Thiel, 1999, S. 218).

Gesteigerter Suchtmittelkonsum kann sich auch aus dem „Gefühl von geringer Kontrolle über wenig Einflussmöglichkeiten auf die Arbeitssituation" bei „geringer Störanfälligkeit des Arbeitsablaufes durch Alkohol" herauskristallisieren (Thiel, 1999, S. 218).

Renn (2000, S. 174) zählt ergänzend „frustrierende Belastungen wie geringer Verdienst", ungenügende Aufstiegschancen und „schlechte allgemeine wie berufliche Zukunftsaussichten" für intensivierten Betäubungsmittelmissbrauch.

Überdies erfährt ein „problematisches Konsumklima", welches sich aus negativen Drogen verherrlichenden Idealen und einem „suchtmittelfreudigem Image" zusammensetzt, wenig Missbrauchskontrolle (Thiel, 1999, S. 218).

Wurden bisher vermehrt allgemeine Faktoren beschrieben, ist es sinnvoll die Phasen eines Arbeitnehmers näher zu betrachten. Gemeint ist z.b. die Ausbildungsphase: So absolviert eine nicht geringe Zahl an Jugendlichen ihre Ausbildung in Betrieben. Jugendliche sind in der Übergangsphase zum Erwachsenen, „nicht nur bereit, sondern auch gezwungen zu erproben und zu experimentieren, um im Übergang ihre personale und soziale Identität zu finden" (Böhnisch & Schillle, 2002, S. 42). Da sich laut Bönisch und Schille (2002, S. 42) das „Füllhorn suchtverleitender Angebote" vor allem an Jugendliche richtet, bescheinigt ihnen Thiel (1999, S. 218) eine „geringe lebensgeschichtliche erworbene Kompetenz im Umgang mit Suchtmittel und mit Belastung", welche einen erheblichen Einfluss auf einen missbräuchlichen Drogenkonsum haben kann.

Die HLS (2006) erwähnt die Tatsache, dass Suchtmittel „zu vielen Anlässen gebraucht" werden. Bei betrieblichen Veranstaltungen, Jubiläen und Geburtstagen wird selten auf Alkohol verzichtet (HLS, 2006). Blum (2002, S. 337) verdeutlicht, dass der „Genuss von Alkohol während der Arbeitszeit bei Geburtstagen", Urlaubsantritten und zur „Würdigung besonderer Leistungen durch einen kleinen Umtrunk" „normal" ist.

Folglich prognostiziert Blum (2002, S. 337), dass nicht nur die Griffnähe zum Alkohol erhöht und der missbräuchliche Suchtmittelkonsum verharmlost wird, sondern auch die Suchtprobleme der Mitarbeiter, die auf diese „bezahlten Trinkgelegenheiten" angewiesen sind, werden kaschiert.

Zudem wird auf solchen Festigkeiten das Persönlichkeitsbild des Mitarbeiters oft nach der Trinkfestigkeit beurteilt (HLS, 2006). Sowohl zur Spannungsregulierung und Stressbewältigung in Belastungs- und Problemsituationen, als auch bei Vertragsabschlüssen findet Alkohol Verwendung (HLS; 2006).

Ebenfalls beeinflussen „gesamtgesellschaftliche Rahmenbedingungen der Arbeit, die in die Arbeitssituation einfließen" wie „problematische außerberufliche Lebenssituationen" eine mögliche Suchtmittelabhängigkeit (Thiel,1999, S. 218; Renn, 2000, S. 173). Die theoretische Auseinandersetzung mit diesem breitem Feld würde jedoch die hier zu bearbeitende Aufgabenstellung übersteigen.

2.2 Verhaltensweisen Suchtmittelabhängiger im Betrieb

Drogenkonsumenten sind schwer identifizierbar, da sie „häufig nicht verhaltensauffällig sind" (Köhler, 2006, S. 9). Köhler (2006, S. 9) nimmt an, dass „Auffälligkeiten erst nach Dauerkonsum" überhaupt bemerkbar werden.

Die Landeszentrale für Gesundheit in Bayern (LZG in Bayern) (1997) zeigt auf, dass bestimmte Verhaltensweisen auf einen eventuellen Suchtmittelkonsum zurückzuführen sind. So sollten laut der LZG in Bayern (1997) auf häufiges Fernbleiben vom Betrieb geachtet werden (Kühn, 2004, S. 10). Die Berufsgenossenschaft Handel und Warendistribution (BGHW) (2008) beziffert das Fehlen am Arbeitsplatz bei Suchtmittelabhängigen als 16-mal häufiger als ihre nichtabhängigen Kollegen. Suchtmittelkonsumenten sind nach Angaben der BGHW (2008) und Hassler (2008, S. 6) zweieinhalb mal häufiger krank und fehlen 1,4 mal länger nach Unfällen als ihre gesunden Mitarbeiter (Kühn, 2004, S. 10).

Entweder wird das Fehlen „als Kurzerkrankung ohne ärztlichen Nachweis meistens durch Dritte entschuldigt" oder es offenbart sich als „unentschuldigtes Fehlen, das nachträglich mit einem Urlaubstag abgegolten werden soll" (Pegel-Rimpl, 2001, S. 13; Tschanz, 2003, S. 3; Kühn, 2004, S. 10). Kühn (2004, S. 10) begründet die „Zunahme von Fehl- bzw. Krankentagen" und „wiederholtes Kurzzeitfehlen" mit einer potentiellen Betäubungsmittelabhängigkeit. „Regelmäßig auftretender verspäteter Arbeitsbeginn, vor allem an einem Montag oder nach dem Zahltag", kann für die LZG in Bayern (1997) ebenfalls ein etwaiges Kennzeichnen für Suchtmittelkonsum sein.

Rupp (2007, S. 24) dagegen räumt ein, dass hinter dem „blauen Montag" auch andere Hintergründe als Suchtmittelkonsum stehen könnten.

Heinze (2006, S. 24) referiert, dass „Alkoholkranke im Vergleich zu Nichtabhängigen 3,5 mal mehr in Arbeitsunfällen" verwickelt sind.

Ein nicht nur bei Alkohol häufig beobachtbares Phänomen ist das kurzfristige Entfernen vom Arbeitsplatz, Arbeitsunterbrechung durch verlängertes Pausen und generelle Unpünktlichkeit (Tschanz, 2003, S. 3, Kühn, 2004, S. 10; Gostomzyk, 2006, S. 20). Der Betroffene versteckt einen Vorrat an alkoholhaltigen Getränken in der Nähe des Arbeitsplatzes, um seinen sinkenden Alkoholpegel weiter zu halten (LZG in Bayern, 1997; Pegel-Rimpl, 2001, S. 13; Kühn, 2004, S. 10).

Meist wird auch ein fahriges und unkonzentriertes Arbeitsverhalten gezeigt. Beispielsweise sucht der Betroffene, „oft verursacht durch einen alkoholbedingten Gedächtnisverlust", stundenlang nach verlegtem Werkzeug oder Arbeitsmaterial (LZG in Bayer, 1997 Kühn, 2004, S. 10).

Gostomzyk (2006, S. 20) macht auf die gesteigerte Nervosität aufmerksam, welche mit sporadischen „Zittern, Schweißausbrüchen und geröteten Augen" einhergehen kann. Der Betroffene neigt zu aufgeregten Bewegungen, gerade wenn er sich beobachtet fühlt. Dies geschieht aus der Befürchtung heraus, dass seine Alkoholschwierigkeiten entlarvt werden (LZG in Bayern, 1997).

Dieses Verhalten spiegelt sich wiederum in einer abfallenden Arbeitsleistung wieder. Pegel-Rimpl (2001, S. 13) bemerkt bei Suchtmittelabhängigen, dass „aktive Phasen mit nachfolgendem deutlichen Leistungsfall" in „fehlerhaften Arbeitsergebnissen und Arbeitsrückständen" resultieren. Die Arbeitsqualität und -quantität leiden zunehmend, da Mitarbeiter mit Abhängigkeitsproblematiken „es wegen ihrer schlechten körperlichen und seelischen Verfassung sehr schwer (haben) ein gleichbleibendes Qualitätsniveau aufrechtzuerhalten" (LZG in Bayern, 1997).

Auch Pegel-Rimpl (2001, S. 48) schließt bei Medikamentenabhängigen auf eine nachlassende Arbeitsqualität. Statistisch gesehen, schöpft ein Mitarbeiter mit Alkoholproblemen 25 % weniger Arbeitsleistung aus (BGHW, 2008).

Der suchtkranke Arbeitnehmer meidet seine Vorgesetzten aus Angst, dass seine Abhängigkeitserkrankung demaskiert wird. Zwar versucht der Alkoholabhängige seine Alkoholfahne mit Atemreinigern wie „Mundwasser, Pfefferminz oder Eukalyptus" zu überdecken, aber dennoch ist ihm der direkte Kontakt zum Vorgesetzten oder zu Kollegen zu riskant (Kühn, 2004, S.10; Gostomzyk, 2006, S. 20; HLS, 2006).

Der Suchtmittelabhängige reagiert mit „Misstrauen, Skepsis und fehlendem Vertrauen" den Vorgesetzten und Kollegen gegenüber, da er merkt, dass er nicht sein volles Arbeitspotenzial erbringt (LZG in Bayern, 1997). Der Betroffene „fühlt sich indirekt angegriffen" und erwidert es mit Distanzlosigkeit und Argwohn, weil die Person „nicht mehr zwischen sachbezogener und persönlicher Kritik unterscheiden" kann (LZG in Bayern, 1997; Pegel-Rimp, 2001, S. 14; Gostomzyk, 2006, S. 20; HLS, 2006).

Während eigene Fehler abgestritten und von der Hand gewiesen werden, sind nach Auffassung des Abhängigen auf jeden Fall die anderen schuld, „entweder konkrete Personen oder sie widrigen Umstände"(Pegel-Rimpl, 2001, S. 14). Die Eigenverantwortung wird allmählich aufgegeben (Pegel-Rimpl, 2001, S. 14). Die zunehmende Isolation innerhalb des Betriebes ist vorprogrammiert. Eine Art Teufelskreislauf wird initiiert, da die Vereinsamung einen gesteigerten Alkoholkonsum fördert (LZG in Bayern, 1997).

Eine weitere Schwierigkeiten für den abhängigen Arbeiter ergibt sich in der Finanzierung der Suchtmittel. „Vermehrtes Trinken verursacht naturgemäß einen erhöhten Finanzbedarf" (LZG in Bayern, 1997). Der Vorgesetzte wird vom Betroffenen nach „Gehaltsvorschüssen oder einen Kredit von der Firma" gefragt (LZG in Bayern, 1997). Diese Verhaltensweise mündet in weitere finanzielle Verwicklungen durch erneute Verschuldung (Gostomzyk, 2006, S. 20).

Mehrmalig wird (LZG in Bayern, 1997; Gostomyzk, 2006, S. 20; Heinze, 2006, S. 170) konstatiert, dass die „Verneinung", „Bagatellisierung" und Selbsttäuschung „ein wichtiges Symptom von Alkoholismus" ist. Demzufolge befürchtet die LZG in Bayern (1997), dass „auch im Betrieb (…) der Betroffene zumindest anfänglich leugnen (wird), dass sein Arbeits- und Sozialverhalten zu wünschen übrig lässt".

Als erschwerend zur vorhandenen Substanzmittelabhängigkeit bei Mitarbeitern kann sich das als Co-Abhängigkeit betitelte Verhalten der Kollegen auswirken. Dieses geschieht meist aus der Intention heraus „dem Mitarbeiter zu helfen und ihm dem Arbeitsplatz zu erhalten" (Beiglböck & Feselmayer, 2000, S. 172).

Mit dieser Vorgangsweise trägt man dazu bei, dass „sich die Suchtproblematik noch weiter verschärft" (Beiglböck & Feselmayer, 2000, S. 172). Erscheinungsformen co-abhängigen Verhaltens äußern sich z.B. in Versuchen, den Alkoholmissbrauch eines Kollegen „zu „übersehen", sich neutral zu „verhalten" oder gar zu verharmlosen, „finanzielle Zuwendungen" an den abhängigen Mitarbeiter weiterzureichen oder die Übernahme von Mehrarbeit durch andere Mitarbeiter (Beiglböck & Feselmayer, 2000, S. 172; LAGS, 2008).

Erwartungsgemäß wird der erhöhte Alkoholkonsum zu beschönigen versucht, meist „mit dem Hinweis auf noch größere „Schlucker" im Betrieb, die weitaus größere Probleme haben oder verursachen" (LZG in Bayern, 1997; HLS, 2006).

Der alkoholkranke Mitarbeiter präsentiert ein Arbeitsverhalten, dass zwischen Desinteresse an Arbeitsabläufen einerseits und übertriebenem Engagement andererseits variieren kann (Pegel-Rimpl, 2001, S. 13). So kann es passieren, dass im Übereifer, „Arbeitsvorhaben nicht aus der Hand" gegeben werden: Der alkoholsüchtige Mitarbeiter ist, „mit vielen Arbeitsaufgaben gleichzeitig beschäftigt", aber die Arbeitsabläufe sind „nicht nachvollziehbar für Dritte" (Pegel-Rimpl, 2001, S. 13).

Parallelen in der Verhaltensweise der abhängigen Mitarbeiter mit anderen Stoffen, mit denen Substanzmittelmissbrauch betrieben wird, sind erkennbar. So verweist Pegel-Rimp (2001, S. 62) bei dauerhaften Gebrauch von Cannabis auf Antriebs- und Lustlosigkeit des Betroffenen. Sicherheitsregeln werden umgangen oder werden gar nicht beachtet, da die Konsumenten sich und anderen Mitarbeitern gegenüber gleichgültig werden (Pegel-Rimpl, 2001, S. 62).

Pegel-Rimpl (2001, S. 63) spekuliert, dass Cannabis-Gewohnheitskonsumenten eine seelische Abhängigkeit ausprägen, „die mit dem Zwang einhergeht, das Suchtmittel unter allen Umständen zu beschaffen und zu konsumieren". „Bei dieser Konsumentengruppe ist davon auszugehen, dass sie auch am Arbeitsplatz unter der akuten Wirkung von Cannabis stehen" (Pegel-Rimpl, 2001, S. 63).

Unter der akuten Auswirkung von Ecstasy scheint die Arbeitsfähigkeit nur eingeschränkt gegeben und die Arbeitssicherheit stark begrenzt zu sein. Auch bei ausschließlichen Konsum in der arbeitsfreien Zeit, insbesondere am Wochenende, hat dieses negative Effekte auf die Arbeitsleistung (Pegel-Rimp, 2001, S. 65).

Die andauernde nervliche Erregung muss zumeist mit einer längeren Erschöpfungsphase kompensiert werden (Pegel-Rimpl, 2011, S. 65). In diesem Zeitraum sind „Aufmerksamkeit und Reaktionsvermögen herabgesetzt" (Pegel-Rimpl, 2001, S. 65). Infolgedessen mutmaßt Pegel-Rimpl (2001, S. 65), dass „wer also eine mehrere Tage andauernde Partie mit Hilfe von Ecstasy voll „durchzieht", der ist in der Regel am Montag morgen nicht uneingeschränkt arbeitsfähig" (Böhnisch & Schille, 2002, S. 155).

Die depressiven Verstimmungen mit einsetzender Gleichgültigkeit in der Nachphase sind charakteristisch für den Ecstasykonsum und „stören den Betriebsfrieden" (Pegel-Rimpl, 2001, S. 65). Demnach deduziert Pegel-Rimpl (2001, S. 65), dass „die regelmäßig Konsumierenden (…) erst wieder „gut drauf" (sind), wenn das Wochenende in Sicht ist". Insofern korreliert das Freizeitverhalten mit dem Arbeitsverhalten und „sollte daher vom Vorgesetzten angesprochen werden" (Pegel-Rimpl, 2001, S. 65).

Suchtmittelabhängige plagen häufig Niedergeschlagenheit am Arbeitsplatz mit „Stimmungsschwankungen, Selbstüberschätzung, Angst und depressiven Verstimmungen" (Gostomzyk, 2006, S. 20). Zurückzuführen ist dies auf die durch seine Krankheit entstandenen Probleme, die er nicht mehr zu überblicken scheint und keine Lösungen findet (LZG in Bayern, 1997).

Die LZG in Bayern (1997) nennt „lautes, unkontrolliertes Reden" nach Mittagspausen für einen möglichen Indikator für Suchtmittelmissbrauch.

Wie schon aufgeführt, ist der Abhängige oft schleichend und unausgeglichen in seiner Arbeitsleistung. Dadurch ist er gezwungen, „das vorhandene Leistungsdefizit durch eine erhöhte Arbeitsgeschwindigkeit auszugleichen" (LZG in Bayern, 1997). Das Resultat ist eine verkrampfte Arbeitsweise, da die „abhängigkeitsbedingten Folgeerscheinungen, wie z.B. Unkonzentriertheit, Gedächtnislücken etc.", ein effektiveres Arbeiten nicht zulassen (LZG in Bayern, 1997; Gostomzyk, 2006, S. 20).

Kühn (2004, S. 10) akzentuiert, dass alle genannten Auffälligkeiten im Verhalten jedoch nicht zwangsläufig einer Alkohol- oder Drogenabhängigkeit zuzuordnen sind. „Es kommt immer auf die Gesamtschau der Symptome und nicht auf das einzelne Merkmal an" (Kühn, 2004, S. 10).

2.3 Folgen für den Betrieb

Enderle und Seidel (2004, S. 155) vertreten den Standpunkt, dass die betrieblichen Folgen des riskanten Substanzkonsums der Mitarbeiter „vielfältig" sind. Suchtmittelabhängigkeit wird zum augenscheinlichen Kostenrisiko für den Betrieb. Das Unternehmen muss nicht nur „mit einer Einbuße von 1,25 % der gesamten Lohn- und Gehaltssumme", sondern auch mit Folgekosten von 1,5 Millionen Euro in 5 Jahren bei „100 Alkoholgefährdeten bzw. abhängige(n) Mitarbeitern" (Jäggi, 1987, S. 29; Habelt, 2003, S. 1; BGHW, 2008).

Das Spektrum der Auswirkungen des Suchtmittelmissbrauchs erstreckt sich von „verlangsamten Arbeitsabläufen" über erhöhten „Verscheiß von Werkzeug und Material" zu „verminderte(n) Produktionsstückzahlen" mit abschließenden Qualitätseinbußen der Endprodukte (Jäggi, 1987, S. 29).

Der vom Arbeitsschutzgesetz und der Unfallverhütungsvorschrift eingeforderte Eigenschutz und Drittschutz wird vom suchtmittelabhängigen Beschäftigten nur begrenzt gehalten (Köhler, 2006, S. 10).Die allgemeine Arbeitssicherheit sinkt, was dementsprechend eine Steigerung der Betriebsunfallrate bewirkt. Tatsächlich sind Alkoholkranke ca. dreimal häufiger in Betriebsunfälle involviert als gesunde Mitarbeiter (Jäggis, 1987, S. 29; Habelt, 2003, S. 1; Tschanz, 2003, S. 5). Habelt (2003, S. 1) betont, dass ungefähr 10 % bis 30 % der Betriebsunfälle unter Alkoholeinfluss geschehen.

Schon im vorangegangenen Kapitel angesprochene niedrigere Arbeitsleistungen und gleichzeitig erhöhte Fehlzeiten des suchtmittelabhängigen Mitarbeiters zählen zu den erheblichen wirtschaftlichen Schäden für das Unternehmen (Jäggis, 1987, S. 29).

Am Ende sieht der Vorgesetzte sich gezwungen den kostenverursachenden Mitarbeiter zu entlassen – dem Betrieb geht so „oftmals ein wertvoller und aufgrund seiner langen Betriebszugehörigkeit qualifizierter Mitarbeiter" verloren, in den der Betrieb wohlmöglich „hohe Ausbildungskosten investiert hat" (Jäggi, 1987, S. 29; Tschanz, 2003, S. 3).

Rupp (2007, S. 24) sieht weitere negative Effekte in „Beeinträchtigung des Arbeitsklimas, Mehrbelastung der Kollegen, Imageverlust gegenüber den Kunden und der Öffentlichkeit". Insgesamt kommt ein suchtabhängiger Mitarbeitender den Arbeitgeber also zu teuer zu stehen.

2.4 Innerbetriebliche Strategien: Maßnahmen und Interventionen gegen Suchterkrankungen

Vordergründig ist es notwendig in Erfahrung zu bringen, ob im jeweiligen Betrieben Präventionsprogramme bzw. Suchthilfekonzepte angeboten werden (Haßler, 2008, S. 7). Schnabel (2010, S.406) mahnt vor „betrieblichen Maßnahmen, die sich allein auf das individuelle Missbrauchsverhalten konzentrieren", da sie „an den ihrerseits suchtbedingenden Lebens- und Arbeitsverhältnissen zu scheitern" drohen.

Gemäß Thiel (1999, S. 218) bieten sich dem Unternehmen drei grob eingeteilte Handlungsalternativen für die Lösung von Suchtmittelmissbrauchs.

Als erste Option schildert Thiel (1999, S. 218) „die Hinnahme des suchtbedingten Verhaltens des Mitarbeiters bis zur „Kündigungsreife". Hierbei billigt man durch den langfristigen Krankheitsverlauf die „Kosten für Minderleistung, Fehlzeiten", die Gefahr des Imageverlustes und die „Übertragung der Verantwortung für einen nicht kostenkalkulierbaren Haftungsfall auf die jeweiligen Vorgesetzten" (Thiel, 1999, S. 219).

Zudem ist in der Zeit bis zu Kündigungsreife des abhängigen Mitarbeiters – mit einer „massiven persönlichen Belastung der MitarbeiterInnen" zu rechnen (Beiglböck & Feselmayer, 2000, S. 171). Beiglböck und Feselmayer (2000, S. 171) nehmen suchtmittelbedingte Kündigungen als eine zu kurzsichtige Lösung wahr, da „der nächste alkoholkranke Mitarbeiter" oder andere Suchtmissbrauchsfall nicht lang auf sich warten lässt. Dessen ungeachtet sind Kündigungen aufgrund einer Suchterkrankung nicht rechtmäßig (Blum, 2002, S. 340).

Der zweite Weg wäre ein „generelles Alkoholverbot" (Thiel, 1999, S. 218). Sicherlich reduziert dieses Verbot die Griffnähe von Alkohol, was an unfallgefährdeten Arbeitsplätzen zweckdienlich ist, aber eine Alkoholverbot lässt „aber auch nie lückenlos" kontrollieren (Thiel, 1999, S. 219; Renn, 2000, S. 181).

Zugegebenermaßen stuft Thiel (1999, S. 219) „ein Alkoholverbot als alleinige Maßnahme" als nicht positiv ein, da für für eine „Einstellungsänderung zum Alkohol" eine „Einbettung in ein langfristiges Präventionskonzept" obligatorisch ist. Eine weitere dysfunktionale Vorgehensweise ist das Abkommandieren „unbequemer MitarbeiterInnen" in mehr oder weniger offiziell definierten Sozialabteilungen" (Beiglböck & Feselmayer, 2000, S. 172).

Das Ergebnis dieser Strategie manifestiert sich in der Delegation qualifizierten Schlüsselkräften in Abteilungen, die kaum Verantwortung einfordern, wie z.B. das Kopieren von Aktenordnern aus welcher die Gefahr von Trinkgelagen ausgeht, da alle Suchtmittelabhängigen in diese Abteilung abgeschoben werden (Beiglböck & Feselmayer, 2000, S. 172). Dass aus einer akuten Unterforderung Frustration und eine somit Sucht verstärkende Wirkung hervorgehen kann, wird hiermit in Kauf genommen.

Als dritte Handlungsalternative offeriert sich das „Präventions- und Interventionskonzept mit gezielten Maßnahmen", welches nicht mit dem Therapiemodell verwechselt werden sollte (Thiel, 1999, S. 219). Das Ziel der Prävention liegt darin, dass ein „als Teil der verbesserten Unternehmenskultur einen verantwortungsbewussten Umgang mit Alkohol (Trinkkultur) und anderen Suchtmittelkonsum anzustreben und das Abgleiten in normabweichenden Suchtmittelkonsum zu verhindern" (Thiel, 1999, S. 219).

Die Früherkennung von Suchtproblematiken und die Einleitung von Maßnahmen auf diese ist eine maßgebliche Führungsaufgabe (Blum, 2002, S. 340). Daher wird das Führungspersonal in Schulungen und Seminaren „so sensibilisiert und qualifiziert", dass sie signifikante Veränderungen im Verhalten ihres Personals frühzeitig registrieren und „angemessen darauf reagieren, indem sie Problemlösungen veranlassen und sich sinnvoll an ihnen beteiligen" (Blum, 2002, S. 340; HLS, 2006).

Nicht nur die HLS (2006), sondern auch Thiel (1999, S. 219) befürworten die „kommunikative Primärprävention", in der auf „umfassende und kontinuierliche Information und Sensibilisierung der Führungskräfte und aller Mitarbeiter" fokussiert wird. Durch die Ausrichtung auf alle Mitarbeiter wird die notwendige Akzeptanz der Programme garantiert und Tabuthemen verfallen (Heinze, 2006, S. 170). Dadurch können „Schwellenängste" reduziert werden, um „entsprechend Beratung und Hilfen anzunehmen" (Heinze, 2006, S. 170).

Betriebliche Hindernisse, risikofördernde und damit verhaltensbestimmende Faktoren müssen bei der Umsetzung der Primärprävention beseitigt werden (Thiel, 1999, S. 219). Das Ziel dieser Intervention ist suchtmittelabhängige Mitarbeiter dazu zu befähigen, ihren Suchtmittelkonsum zu verändern (Thiel, 1999, S. 219).

Falls die Sicherheit des Arbeitsplatzes akut gefährdet ist, kann auch eine Weitervermittlung in therapeutische Maßnahmen erfolgen (Thiel, 1999, S. 220).

Enderle und Seidel (2004, S. 171) schreiben dem Betriebsarzt „als herausgehobenes Mitglied des personalen Umfelds des Suchtkranken im Betrieb" die leitende Rolle zu. Sobald der Betriebsarzt einen Suchtkranken als solchen diagnostiziert, hat der Arzt „eine Reihe von Möglichkeiten der Betreuung und Einwirkung" (Enderle & Seidel, 2004, S. 171). Allerdings muss auch berücksichtigt werden, dass der Betriebsarzt zwar die Mitarbeiter mit ihren medizinischen Situation kennt, „aber nicht die Probleme, die direkt am Arbeitsplatz auftreten" (Beiglböck & Feselmayer, 2000, S. 172).

Während Blum (2002, S. 340) die Funktion des Vorgesetzten bei diesem Prozess lediglich zur Verantwortungsübernahme bei der Weichenstellung für eine Problemlösung abgrenzt, verlangt Hassler (2008, S. 9) gerade „konsequente Vorgesetzte", welche „Signale erkennen" und „Probleme offen ansprechen". Die Hassler setzt bei zielstrebigen Vorgesetzten voraus, dass sie „Erwartungen deutlich machen" und „Konsequenzen aufzeigen und einhalten" sowie „auf Lösungen hinweisen".

Ausschlaggebendes Instrument ist das „klärende Gespräch", in welchem das von der Norm abweichende Arbeitsverhalten und „der vermutete Zusammenhang mit dem Suchtmittelkonsum angesprochen werden" soll (Blum, 2002, S. 340).

Der Sinn des Gesprächs besteht darin, dass man dem Mitarbeiter die „Lage verdeutlicht", „realistische Forderungen" stellt und „eigenverantwortliches Handeln einfordert" (Blum, 2002, S. 340). Blum (2002, S. 340) begrüßt dabei das Aufzeigen von Hilfsangeboten wie beispielsweise betriebsinterne Suchtberatungsangebote, die mit Sanktionen gekoppelt werden.

Blum (2002, S. 340) erachtet es als überaus hilfreich bei Intervention „mit anderen Beteiligten wie z.B. dem Personalrat" und der Personalabteilung abzustimmen. Wobei andererseits erwähnt wird, dass betriebliche Suchtberatungen nicht zwingend auf das Einverständnis vom Betriebsrat angewiesen sind (Konfliktfeld Pflege, 2007).

Kleine und mittlere Betriebe müssen auf Hilfsmaßnahmen nicht verzichten, indem „ausgebildete ehrenamtliche Suchthelfer" Maßnahmen einleiten und an „extreme Suchtberatungsstellen" vermitteln (Thiel, 1999, S. 223). Eine andere Gestaltungsoption von betrieblicher Suchthilfe bei kleinen und mittleren Unternehmen ist das Modell der überbetrieblichen Suchthilfe (Thiel, 1999, S.223).

Durch den Zusammenschluss mehrerer Betriebe auf regionaler Ebene ermöglichen sie sich die Finanzierung von einer gemeinsamen Suchtberatungsstelle (Thiel, 1999, S. 224). Ein ausgebildeter Suchtberater (Psychologe oder Suchtberater) soll für die

„Koordination der überbetrieblich Maßnahmen, wie für die Sucht- bzw. Sozialberatung" eingestellt werden (Thiel, 1999, S. 224). Darüber hinaus empfiehlt Thiel (1999, S. 224) Kooperationen mit einer „psychosozialen Beratungsstelle, Suchtberatungsstelle, psychologischen Praxis, freien Wohlfahrtsverbänden oder einer Klinik". Krankenkasse offerieren Betrieben geeignete Serviceleistungen im Rahmen der Gesundheitsprävention (Thiel, 1999, S. 224).

Thiel (1999, S.223) deutet an, dass die Unternehmungsleitung einen eventuellen Imageschaden des Betriebes bei einer Einführung von Suchtpräventionensprogrammen befürchtet. Die Einbeziehung der Arbeitnehmervertretung kann sich als schwierig gestalten, da „Widerstände aus der Belegschaft" und ggf. sie selbst Betroffene sind.

Beiglböck (1993, S. 15) exemplifiziert das Dilemma in dem sich die Arbeitnehmerlobby befindet: Einerseits gerät die Arbeitnehmervertretung „in den Verdacht zu arbeitgeberfreundlich zu sein", wenn sie versucht „z.B. präventive Bemühungen der Arbeitgeberseite beschuldigt, vom eigentlichen Problem abzulenken", wenn die Arbeitnehmervertretung versucht entsprechende Bestrebungen „dahingehend zu modifizieren, dass auch bestimmte Arbeitsplatzbedingungen in die Diskussion einbezogen werden" (Beiglböck, 1993, S. 15).

Daher neigen Arbeitnehmerorganisationen dazu, „diesen Problembereich dem Betriebsarzt zuzuteilen, und sich aus den Geschehnissen eher herauszuhalten" (Beiglböck, 1993, S. 15).

3. Fazit

Bei den Recherchen zu dieser Ausarbeitung hat sich herausgestellt, dass sehr viel Material zum Suchtmittelmissbrauch durch Alkohol, aber kaum etwas zum Missbrauch alternativer Drogen auffindbar ist. Diese „Einseitigkeit" macht es schwer, allgemeingültige Schlüsse über weitere Drogen anzustellen. Diverse Gründe sehe ich an geringer und schwer zu erfassender Prävalenz und vollständigem Verbot jener Drogen.

Betrachten wir die Maßnahmen gegen den Drogenmissbrauch, lässt sich resümieren, dass bei der Maßnahmenplanung in einem multidisziplinären Team vorzugehen, um die Suchterkrankung als gesellschaftliche Querschnittsaufgabe zu bewältigen, sinnvoll ist.

Es hat sich auch herausgestellt, dass eine frühzeitige Intervention bereits im Entwicklungsstadium einer Suchtkrankheit insofern elementar ist, dass sie sich einerseits aus der betriebswirtschaftlichen Perspektive rechnet und andererseits eine möglichst frühzeitige Erreichbarkeit von Suchtkranken bzw. Suchtgefährdeten die Heilungschancen verbessert und als Verbesserung und Weiterentwicklung der Suchthilfe angestrebt wird. Suchtfördernde, belastende Arbeitsbedingungen bieten insofern eine Ansatzmöglichkeit, dass durch verbindliche Normen verursacht wird, präventiv diesen entgegen zu treten bzw. das Arbeitsumfeld mitarbeiterfreundlicher zu gestalten.

Maßnahmen wären flexiblere Arbeitszeitmodelle, Ausbau sozialer Unterstützung, organisationsinterne Regulierung durch Führungspersonal, generelle Entlastungen insbesondere für Schichtarbeiter und ältere Arbeitnehmer. Vermutlich würden notwendige Vermittlungen zu Selbsthilfegruppen und eine generelle persönlichkeitsfördernde, schädigungspräventive Arbeit einen gesundheitsfördernden Aspekt beherbergen.

Zur Steigerung der Arbeitszufriedenheit sollte man die Handlungs- und Entscheidungsspielräume der Arbeitnehmer ausbauen. Die Partizipation von Beschäftigten , indem man z.B. die Beschäftigten in die Arbeitsgestaltung und - organisation einbindet, lässt sich Entscheidungsabläufe nicht nur transparenter wirken, die Mitarbeiter können durch erhöhte Verantwortung Wertschätzung erfahren und ihre Anliegen im Sinne des Bottom-up-Ansatzes einbeziehen. Meiner Meinung nach würden Weiterbildungen sich ebenfalls positiv auf die Arbeitszufriedenheit auswirken.

Allerdings ist es nicht hinreichen ausschließlich bei der Belegschaft die belastenden Arbeitsbedingungen zu beseitigen. Auch das Führungspersonal muss für solche

Maßnahmen überzeugt und gewonnen werden, denn nur so kann man das gesamte Setting nachhaltig verändern. Sehr essentiell dabei ist, dass betrieblich unnötige Hierarchien soweit es geht verflachen müssen. Dies würde eventuell eine Stärkung andererseits ermöglichen. Möglicherweise wäre das Lernen mit dem Umgang mit Stresssituationen gegeben.

Dadurch wird die Grundlage für die Verbesserung von innerbetrieblichen Informations- und Kooperationsprozessen geschaffen. Dies wiederum bietet das nächste Fundament für den Ausbau von sozialen Netzwerken zwischen den Beschäftigten. Hier wird deutlich, dass Prozesse sich gegenseitig bedingend initiiert werden. Schwierig wird es, wenn einer der Prozesse ausbleibt, sei es an mangelnden finanziellen Mitteln oder durch Veto des Betriebsrates, weil dann möglicherweise die Prozesskette nicht fortgesetzt wird und der Fortschritt der gesundheitsförderlichen Maßnahmen stagniert.

Zusammenfassend soll das Setting „Arbeitswelt" umfassend ressourcenfördernd ausgerichtet sein und die Adressaten zu befähigten Individuen über ihr Gesundheitsbewusstsein (Empowerment) schulen.

So könne sie einen Beitrag zur Nachhaltigkeit von gesundheitsfördernden Projekten leisten, indem sie ihr Gesundheitswissen an ihre Mitarbeiter weitergeben.

Letztendlich erachte ich es für Führungskräfte als äußerst wichtig, dass sie an Schulungen zur Konfliktfähigkeit und sozialer Kompetenz teilnehmen. Diese – wie schon einleitend erwähnten – nicht auf dem Markt erlernbaren Werte scheinen ein sicheres Fundament für eine menschenwürdige Konzeption der Arbeit auf der Höhe unserer Zeit.

Literaturverzeichnis

Algeier-Föll, R. & Schmidt, G. (2003). Drogen-Wissen: Interdisziplinäres Drogenlexikon. Norderstedt: Books on Demand

Beiglböck, W. & Feselmayer, S. (2000). Alkohol am Arbeitsplatz – Betriebliche Suchtprävention in Österreich. In K. Fellöcker & S. Franke (Hrsg.).
Suchtvorbeugung in Österreich. (S. 169-180). Heidelberg: Springer

Beiglböck, W. (1993). Alkohol am Arbeitsplatz und Arbeitnehmervertretungen – Probleme und Möglichkeiten. Wiener Zeitschrift für Suchtforschung, 16, 15-20

Böhnisch, L. & Schille, H.- J. (2002). Drogengebrauch als Risiko- und Bewältigungsverhalten In H. Arnold & J.Schille (Hrsg.) Praxishandbuch Drogen und Drogenprävention: Handlungsfelder- Handlungskonzepte- Praxisschritte. (S. 41 – 50). Weinheim: Juventa

Bönisch, H., Göthert, M., Maier, W. & Schlicker, E. (2008). Psychopharmaka – Pharmakotherapie Edition: 9 psychischer Erkrankungen. In K. Aktories, U.

Förstermann, F. B. Hofmann & K. Starke (Hrsg.). Allgemeine und spezielle Pharmakologie und Toxikologie. (S. 313 – 348). München: Elsevier

Blum, C. (2002). Drogenprävention im Betrieb. In H. Arnold & J. Schille (Hrsg.).
Praxishandbuch Drogen und Drogenprävention: Handlunsfelder- Handlungskonzepte- Praxisschritte. (S.337-344). Weinheim Juventa

Enderle, G. & Seidel,H.-J. (2004). Kursbuch Arbeitsmedizin. Kurs C.: Fort- und Weiterbildung. München: Elsevier, Urban & Fischer Verlag

Gostomzyk, J. G. (2006). Alkohol im Unternehmen vorbeugen – erkennen – helfen Landeszentrale für Gesundheit in Bayern e.V. (Hrsg.)

Heinze, G. (2006). Suchtprobleme im Betrieb. Sicher ist sicher – Arbeitsschutz aktuell 444 4, 168 - 170

Kazin, V. & Wittmann, S. (2006). Psychische Störungen und Verhaltensstörungen durch Alkohol (F10) In: C. Schanze (Hrsg.). Psychiatrische Diagnostik und Therapie bei Menschen mit Intelligenzminderung. (S. 63 – 74). Stuttgart: Schattauer

Kellermann, B., Mangelsen, A. & Mertens, C. (2008). Kaufsucht, eine Verhaltenssucht. Hamburger Ärzteblatt 62: 12 -15

Kühn, M. (2004). Gefahr für die Arbeitssicherheit! Suchtmittel im Betrieb. In: Inform – Das Magazin der Unfallkasse Hessen, 2/2004, 8 – 13.

Krystal, H. & Raskin, H. A. (1983). Drogensucht – Aspekte der Ich-Funktion. Göttingen: Verlag für Medizinische Psychologie

Jäggi, M. (1987). Gesundheitsförderung im Betrieb: Ein Beispiel aus dem Kanton Bern. Zeitschrift Sozial- und Präventivmedizin 1987, 32; 29 – 30

Nedopil, N. (2007). Forensische Psychiatrie: Klinik, Begutachtung und Behandlung zwischen Psychiatrie und Recht Edition: 3. Stuttgart: Georg Thieme

Pegel-Rimpl, U. (2001). Substanzbezogene Störungen am Arbeitsplatz. DHS Deutsche Hauptstelle gegen die Suchtgefahren e.V.; Hamm (Hrsg.). Köln: BzgA

Renn, H. (2000). Arbeit und Suchtmittelkonsum. In: B. Badura, M. Litsch & C. Vetter (Hrsg.). Psychische Belastung am Arbeitsplatz: Zahlen, Daten, Fakten aus allen Branchen der Wirtschaft. (S. 171 – 184). Heidelberg: Springer

Rupp, M. (2007). Alkoholprobleme im Betrieb: Klare Konfrontation lohnt sich. In: HR Today, 24 - 25

Täschner, K. L. (1983). Therapie der Drogenabhängigkeit: Handbuch. Stuttgart: Kohlhammer

Thiel, B. (1999). Alkohol, Medikamente und Drogen am Arbeitsplatz. In: C. Hoyos & D. Frey (Hrsg.). Arbeits- und Organisationspsychologie: Ein Lehrbuch(S. 212 – 224). Weinheim: Beltz

Internetquellen

Berufsgenossenschaft Handel und Warendistribution (BGHW) (2008). Suchtmittel im Betrieb – Intervention und Prävention.
Verfügbar unter: http://www.bge.de/asp/dms.asp?url=/bge/b11/titel.thm
[24.01.2011]

Gesundheitsberichterstattung des Bundes (2009). Definition: Abhängigkeit. Verfügbar unter:
http://www.gbe-bund.de/gbe10/abrechnung.prc abr test logon?p uid=gastg&p aid=&p knoten=FI D&p sprache=D&p suchstring=8554::Sucht
[04.02.2011]

Habelt, U. (2003). Alkohol im Betrieb.
Verfügbar unter: http://www.lgh.de/upload/pdf/MCH/Thema des Monats/Alkohol im Betrieb.pdf
[14.01.2011]

Haßler, B. (2008).Suchthilfe Betrieb – Präsentation am 27.05.2008 auf dem Markt der Möglichkeiten. Suchthilfeverbund Nordelbien.

Verfügbar unter: http://www.gesundarbeit.es/dat/11 Hassler.ppt

[25.01.2011]

Hessische Landesstelle für suchtfragen (HLS) e.V. (2006).

Verfügbar unter: http://www.hls-online.org/sucht betrieb.html

[11.02.2011]

Informationsblatt der Kammer für Arbeiter und Angestellte für Oberösterreich, Nummer 117/2007

Verfügbar unter: http://www.arbeiterkammer.at/bilder/d82/WZ_2007_4_alkohol.pdf

[15.02.2011]

Konfliktfeld Pflege (2007). Suchtprävention – betriebliche Handlungsmöglichkeiten.

Verfügbar unter: http://www.konfiktfeld-pflege.de/dateien/text/recht/sucht2.html

[26.01.2011]

Köhler, T. (2006) Berufsgenossenschaft der chemischen Industrie, Heidelberg. Alkohol / illegale Drogen im Betrieb: Erfahrungen und rechtliche Aspekte aus Sicht der deutschen gesetzlichen Unfallversicherung

Verfügbar unter: http://www.id.gov.si/fileadmin/id.gov.si/pageuploads/Varnost in zdyravje pri delu/IV Konferenca prezentacije/Koehler 4 Konferenca2006.pdf

[03.02.2011]

Landesarbeitsgemeinschaft für Gesundheitsförderung Saarland e.V. (LAGS) (2008). Co-Abhängigkeit.

Verfügbar unter: http://www.gesanet.de/19-02.html

[07.02.2011]

Landeszentrale für Gesundheit in Bayern (LZG in Bayern) e.v. (1997). Alkohol im Betrieb.

Verfügbar unter: http://www.gesundheitsamt.de/alle/sucht/stoffe/alkohol/betrieb.htm

[18.02.2011]

Schlaflitzel, B. (1999). Regensburger Skala zur Messung des Entzugssyndroms nach multiplem Substanzgebrauch.

Verfügbar unter: http://www.zpid.de/pub/tests/pt_3699t.pdf

[08.02.2011]

Tschanz, U. (2003). Suchtprobleme im Betrieb: Schicksal oder Führungsfrage?.

Verfügbar unter: http://www.bernergesundheit.ch/download/Suchtprobleme.pdf

[09.02.2011]

BEI GRIN MACHT SICH IHR WISSEN BEZAHLT

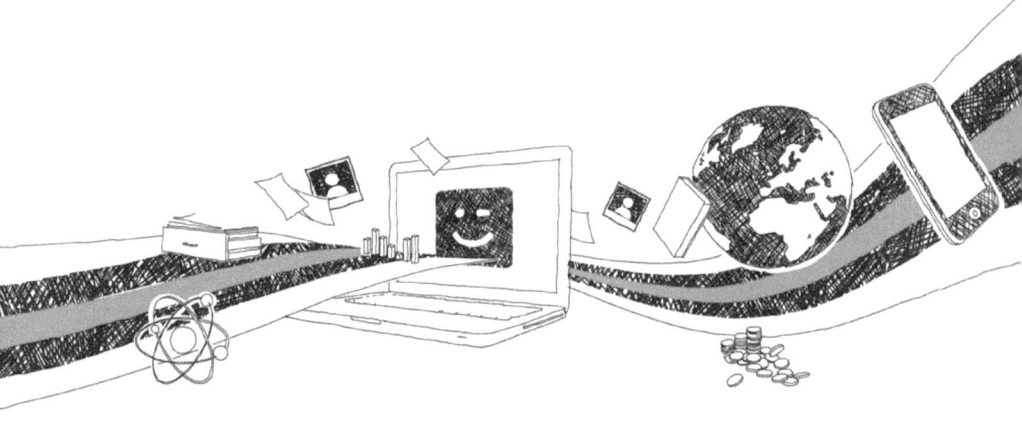

- Wir veröffentlichen Ihre Hausarbeit,
  Bachelor- und Masterarbeit

- Ihr eigenes eBook und Buch -
  weltweit in allen wichtigen Shops

- Verdienen Sie an jedem Verkauf

Jetzt bei www.GRIN.com hochladen und kostenlos publizieren

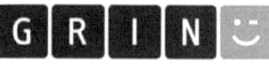